Couverture couverture

CONSIDÉRATIONS

SUR

LE CHOLÉRA.

1849-1854.

Par le Docteur H. JUBIN.

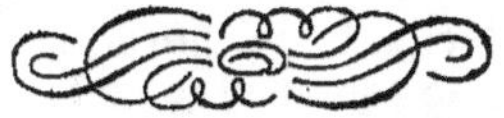

NIORT,

IMPRIMERIE DE L. FAVRE ET Cie.

CONSIDÉRATIONS

SUR

LE CHOLÉRA.

1849-1854.

Par le Docteur **H. JUBIN.**

———

Dans un moment où tout le monde, songeant à sa conservation, se préoccupe vivement des progrès que fait cette épidémie dans quelques localités qui bordent la Sèvre, il est du devoir de tout homme de science, médecin ou non, pourvu qu'il soit consciencieux, de publier le résultat de ses recherches, de son expérience et de ses méditations, non pas pour nous indiquer les moyens de guérir constamment le choléra, ce qui est impossible, mais ce qui vaut autant peut-être, la règle à suivre pour nous préserver de ses graves atteintes.

Je dis qu'il appartient surtout aux hommes consciencieux de ne pas négliger cette œuvre de bienfaisance humanitaire parce que chacun de nous, dans la frayeur extrême qui l'empêche de raisonner, est trop disposé à se laisser aller aux assertions mensongères des empiriques et des charlatans.

En s'efforçant de dévoiler les seules, mais les vraies ressources de la science et de l'art médical, on prémunit le public contre cet entraînement aveugle qui très souvent lui devient fatal.

1ᵉʳ Point. — Spécificité, Propagation.

En vain M. de Renne lègue cent mille francs à celui qui découvrira le spécifique du choléra. Cette disposition testamentaire, toute noble et généreuse qu'elle est, ne recevra pas d'exécution ou d'application.

Les spécifiques sont très rares; à peine en connaissons-nous quelques-uns qui méritent réellement ce titre. La variole a le sien dans le cowpox. Encore depuis qu'il a été découvert, en passant de l'un à l'autre, de génération en génération, a-t-il perdu beaucoup de sa force, de son efficacité préservative; aussi il a été reconnu, par l'académie de médecine, qu'une seule vaccination ne suffisait plus.

Le venin de la vipère trouve le sien dans l'ammoniaque. Le fluide-rabique n'en a point encore; mais il n'est point impossible qu'on le découvre parce que c'est une entité morbide, simple comme le vaccin, le venin de la vipère et de l'aspic.

Le mercure a pu être considéré dans le principe comme le spécifique unique des maladies vénériennes, mais avec le temps, en traversant les pays les plus éloignés du centre de leur origine, s'inoculant à des populations les plus disparates sous le rapport de la température de leur climat, des races, des mœurs, des affections habituelles, endémiques, les maladies vénériennes se sont successivement transformées, ont laissé insensiblement altérer leur physionomie typique, leur cachet primitif. De là le grand nombre de succédanés mercuriels: de là les méthodes rationnelles, dites physiologiques, qui prétendent guérir la syphilis sans mercure. Si donc ce métal et ses diverses préparations ne sont plus aujourd'hui un spécifique pour cette dernière maladie, si même le quinquina et son alcoolat de quinine n'en sont plus un exclusivement pour les fièvres intermittentes qui règnent annuellement et périodiquement dans les contrées marécageuses; si ces différentes substances ne sont que des remèdes puissans, héroïques, qui maniés avec prudence, opportunité, par des mains sages, expérimentées, forment la base dans le traitement de ces affections qu'elles guérissent presque toujours, à plus forte raison le choléra qui est une entité morbide essentiellement composée et compliquée (c'est une opinion), ne saurait avoir de spécifique, même à l'égal de la syphilis, des fièvres intermittentes.

Aussi prompt que le typhus dans ses effets pernicieux, plus terrible que la peste, que la fièvre jaune, parce qu'il est plus envahisseur, et que sa course rapide n'enlève rien à son énergie, dans le même temps il sévit dans toute l'Europe, dans le même temps il ravage l'Amérique. L'Océan Atlantique n'est pas assez large pour arrêter un instant le géant destructeur.

Sans doute, pour achever son vol autour du monde, décimant, en passant de l'est à l'ouest, les populations du vaste archipel indien, un jour, bientôt, il ira s'abattre sur l'empire chinois où, comme en 1815, il emportera six millions d'habitans, puis il retournera à sa source, pour s'y retremper, pour y puiser de nouvelles forces.

Effluve des marais du Gange, le choléra, sans dédaigner les plaines élevées, les montagnes, se complaît davantage dans les vallées, dans les lieux qui lui rappellent son berceau. Là, au sein des eaux stagnantes, au milieu des débris de toutes sortes, végétaux, animaux, d'herbes qui pourrissent, de myriades d'insectes qui tombent, meurent ou se putréfient, il se renforce comme dans son élément naturel, il trouve à distiller un poison plus subtil, plus meurtrier. Dans notre département, les communes de la Garette, de Coulon, de Saint-Hilaire-la-Palu, d'Arsay ; dans celui de la Charente-Inférieure, Rochefort et quelques-uns de ses environs en sont une preuve frappante.

En se mêlant aux miasmes indigènes des immenses contrées qu'il parcourt, comme porté par les vents, le miasme épidémique peut, doit même nécessairement subir de nouvelles combinaisons. Ses effets sur l'organisme, comme les symptômes qu'il détermine à l'extérieur, doivent varier en raison directe des changements survenus dans sa composition. Aussi entre le choléra que nous voyons et le choléra asiatique, il n'y a déjà plus identité parfaite. Le choléra même de 1849, n'est plus en France complètement semblable à celui de 1832 : la cyanose est plus rare, moins prononcée. Selon toute probabilité, plus il séjournera dans les régions qui lui sont étrangères, plus il se modifiera, plus il perdra de l'unité, de l'esssentialité de sa constitution première, peut-être aussi sera-t-il moins violent.

Il eût donc été à désirer qu'il fut entré dans la pensée du testateur, M. de Renne, de destiner cette somme de cent mille francs au médecin qui livrerait au public la meilleure prophylactique pour l'espèce ou la méthode la plus rationnelle pour la traiter ou la guérir plus souvent. Quoique cette somme soit assez ronde, elle n'est un appât excitant que pour le charlatanisme ; jamais elle ne sera digne d'allécher l'homme assez heureux qui trouvera le spécifique demandé. Cent mille francs sont au précieux spécifique, comme un est à cent, seulement au bout d'un an.

De ce qu'il est difficile de trouver un spécifique proprement dit pour le choléra, s'en suit-il qu'il faille désespérer, se désoler? d'abord, l'épidémie n'est pas aussi terrible qu'on se l'imagine ; puis elle ne prend pas et ne fait pas mourir tout le monde, à peine deux personnes sur cent cholériques sont frappées violemment d'une manière inopinée, sans avoir présenté, quelques jours à l'avance, des symptômes précurseurs ou prémonitoires.

Chaque maladie a ses degrés. La fièvre typhoïde qui n'a point de spécifique que nous connaissions n'en est pas moins redoutable pour cela. Elle cède pourtant, le plus souvent, à l'aide des seuls moyens que la science met à notre disposition. Modérée, elle guérit toujours ; extrême, elle rend l'art impuissant dans la pluralité des cas : il en est de même du choléra-morbus.

2ᵉ Point. — Non Contagion.

Le choléra n'est pas contagieux. Je vais chercher à démontrer ce fait aujourd'hui généralement admis ou peu contesté.

Toujours d'autant plus violent en général qu'il doit avoir moins de durée, ou le choléra se déclare en même temps spontanément sur une grande masse d'individus qui n'ont pas pu avoir de relations entre eux; chacun éprouve plus ou moins promptement et fortement les effets de l'épidémie suivant le degré d'aptitude, la dose d'immunité dont l'a doué la nature, suivant encore qu'il se conforme plus exactement aux règles d'une hygiène bien entendue, bien appliquée ; puis il diminue, il disparaît brusquement comme il est venu, au moment où l'on s'y attend le moins et alors que l'on a tout à redouter de ses fureurs.

Ou le choléra agit, chemine lentement, séjourne dans un pays durant une période de temps plus ou moins longue, avec la même proportion ou le même nombre à peu près de malades et de victimes :

Dans le premier cas, il ne se comporte pas à coup sûr comme les maladies véritablement contagieuses, c'est-à-dire se communiquant par le contact d'un individu malade à un autre qui ne l'est pas. La gale, les dartres, la syphilis, etc., fout d'autant plus de ravages que les personnes qui en sont atteintes ont plus de rapport avec celles qui en sont exemptes. Ç'est un fait incontesté.

La nature du sol, sa situation basse ou élevée, la qualité des eaux, le genre d'occupations des habitans n'entravent pas leur marche, ne nuisent pas à la contamination quand on s'y expose, tandis que les charbonniers, les mineurs, ceux qui exploitent les métaux (cuivre, fer, mercure), ceux qui habitent des terrains granitiques, à sources minérales, ont été jusqu'ici presque constamment à l'abri des attaques du choléra-morbus.

Dans le second cas, comprend-on que la maladie asiatique reste ainsi stationnaire. Il semble, au contraire, que la progression devra se faire en raison directe du nombre des personnes atteintes primitivement, parce que le rapport des malades avec ceux qui ne le sont pas encore devient nécessairement de plus en plus considérable.

L'épidémie ne doit cesser ses ravages que quand, avec le temps, elle a frappé toute une population. Or, dans certaines localités, elle ne fait qu'apparaître et disparaître ; elle s'arrête sur quelques-unes qui ont de fréquentes communications avec d'autres qu'il respecte.

En 1832 le choléra envahit subitement la grande ville ; terrible, foudroyant dès les premiers jours, il décime la population, grands et petits, dans l'espace de moins d'un mois ; puis il s'amoindrit et disparaît pour ainsi dire tout d'un coup. En 1849, lent dans sa marche, moins énergique dans son action comme en 1854. Aujourd'hui pas plus d'intensité, pas plus de victimes en novembre 53 qu'en août 54. Pourquoi cette différence ? Voilà l'inconnu.

Epidémique comme les fièvres exanthémateuses, scarlatine, rougeole, suette miliaire, variole, fièvres typhoïdes, soumis comme elles aux influences physiques, aux variations atmosphériques, il se produit, il s'élève, il s'abaisse suivant un concours de circonstances favorables ou défavorables à son évolution, sa recrudescence, son épuisement.

Ainsi le choléra n'est pas contagieux selon la véritable signification du mot contagion.

Aurait-on la conviction que l'horrible maladie jouit de cette redoutable propriété qu'il faudrait déclarer qu'elle ne l'a pas, non dans l'intérêt de la science, mais dans l'intérêt de l'humanité : on ne pourra l'avouer raisonnablement que quand on en aura découvert le véritable spécifique. Quelle influence, en effet, n'exerce pas sur les esprits ce mot : Contagion !

Comment se faire soigner et soigner les autres ? Il faudrait donc mourir délaissé, abandonné de ses parens, de ses amis, de tout serviteur, sans espoir, sans consolation ? et les cadavres... qui oserait y toucher ? Ils resteraient donc à ciel ouvert pour achever à l'air libre leur funeste décomposition? Mais alors le pays infecté deviendrait bientôt un vaste cercueil, un immense charnier empoisonné qu'il faudrait se hâter de fuir ; mais repoussé plus qu'une bête fauve par les cordons sanitaires, par l'ignorance, par la peur que l'on causerait à chacun, il faudrait fatalement y tomber.

Au temps de leur peste, Marseille, Nimègue, Rochefort et beaucoup d'autres villes ont présenté cet affligeant tableau.

Il y a un génie épidémique, invisible, insaisissable, que nous rencontrons partout, probablement dans l'atmosphère, dans les eaux, dans le sol, dans tout ce que nous prenons, c'est le miasme.

3ᵉ Point. — Prophylaxie.

Il y a des foyers d'infection : Dans cette appréhension :

1º Nettoyer les rues, les places publiques, les carrefours par d'abondantes, de fréquentes ablutions, irrigations ;

2º N'y laisser séjourner aucunes matières animales ou végétales en décomposition ou susceptibles de se putréfier rapidement ;

3º Assainir les murs des édifices publics, des maisons particulières, les cours intérieures, les fosses d'aisance par des lavages à l'eau de chaux, l'eau chlorurée ; aérer, ventiler les appartemens, y faire des fumigations avec des plantes aromatiques, avec du tabac (on a remarqué que les fumeurs n'étaient que rarement frappés pendant qu'ils fumaient) ;

4º Par la combustion, c'est-à-dire, en entretenant des feux avec de la houille, le charbon de terre ou autres substances combustibles ; par les émanations chlorurées, on pourra désinfecter la literie, les linges salis par les évacuations alvines, les lieux où sont restés en permanence plus ou moins longtemps des cadavres et simplement des malades ;

5º Se garder de remuer, de changer de place lés vases, les dépôts humides des ruisseaux, des étangs, des fleuves, de la mer.

6º Envoyer à domicile des inspecteurs qui indiquent, expliquent, imposent même les conditions sanitaires ; ils recommanderont surtout de faire attention à la moindre indisposition gastro-intestinale, qui peut être prodrômique, et par conséquent se transformer promptement en véritable choléra.

7º Ne pas attendre que l'épidémie sévisse pour prendre ces mesures de salubrité ;

8° Les localités où l'on négligera ces précautions d'hygiène préventive seront toujours les plus éprouvées par l'impitoyable fléau.

Les personnes fortes, bien portantes, peu impressionnables peuvent presque impunément donner leurs soins à ceux qui sont atteints. Cependant il n'est pas prudent de passer les jours et les nuits à leur chevet ou dans leur appartement sans désemparer ; il vaut mieux se relever de deux heures en deux heures. Il résulte de l'observation exactement recueillie que ceux qui ont été frappés par l'épidémie, après avoir soigné des cholériques, ou avaient passé trop de temps auprès d'eux, ou étaient déjà indisposés. C'était généralement des femmes.

Dans ces conditions morbides, non seulement on oublie son mal pour ne s'occuper que de celui des autres ; mais on se fatigue alors qu'il faudrait du repos, on s'affecte vivement s'il survient un accident. Le moral et le physique affaiblis, on résiste avec moins d'avantage à l'action délétère des émanations méphytiques qui s'échappent des corps malades. Cette cause, déjà puissante, jointe à l'influence épidémique qui règne absolument sur tout le monde, suffit pour faire éclater le choléra dans toute son intensité.

Il n'est pas bon de sortir le matin à jeûn : l'état de vacuité de l'estomac rend plus facile, plus active l'absorbtion des vapeurs morbifiques, que la fraîcheur des matinées condense en plus grande quantité dans les couches inférieures de l'atmosphère.

En attendant le déjeûner : la soupe à l'oignon, un biscuit trempé dans quelques cuillerées d'un vin généreux, une tasse de thé ou de tilleul avec un peu d'eau-de-vie, ou mieux encore une demi-pilule de la composition ci-dessous, soir et matin, et sur chaque, une infusion légère de camomille : — Voilà le simple confortable qui me paraît capable d'obvier à ce danger.

Formule pour servir à la guérison et à la Prophylaxie de la Cholérine et du Choléra.

Sulfate de quinine..	1 gramme 1/2.
Camphre..	0,20 centigrammes.
Extrait gom. d'opium.	0,10 —
Sulfate de fer.	0,10 —
Macilage ou sirop..	Q. S. —

Pour 12 pilules.

On a bien dit qu'il ne fallait pas faire usage des fruits en général, du melon en particulier. Je dis seulement qu'il ne

faut pas en abuser, alors même qu'ils sont de bonne qualité.
Cependant, je proscrirai volontiers les noix sèches ouvertes,
qui, dans la saison, chez les enfans surtout, produisent
constamment un flux diarrhéique et dyssentérique souvent
mortel, et qui, selon moi, quoiqu'on en ait dit, prédispose à
l'affection régnante. En effet, dans les campagnes particulièrement, les enfans ne se plaignent que quand ils sont
tout-à-fait tombés, attérés ; et les parens, qui ne surveillent
pas la nature de leurs alimens journaliers, composés presque
exclusivement de mauvais fruits non arrivés à maturité, ne
demandent du secours que quand il n'est guère possible
d'arrêter les progrès du mal.

Ne pas se départir de ses habitudes, si elles sont douces et
régulières ; ne faire d'excès en aucun genre ; tenir le ventre
couvert de flanelle ou de laine, quelle qu'elle soit, en été
comme en hiver ; se tenir les pieds chauds, avoir une nour-
riture saine.

Fuir la solitude, compagne de la mélancolie ou qui la fait
naître ; l'isolement, afin de pouvoir recevoir des secours
promptement, en temps opportun.

Rechercher la société : dans une réunion, il suffit d'une
seule personne ferme de caractère, gaie, spirituelle, pour
remonter le moral, dissiper les idées tristes, lugubres des
autres, pour chasser enfin la peur, l'horrible peur,

Capable en un seul jour d'enrichir l'Achéron.

Pendant les grandes chaleurs, les temps caniculaires, les
moissonneurs, les cantonniers, et en général tous les ouvriers
qui travaillent de force ou au cœur du soleil, doivent s'abs-
tenir de boire beaucoup d'eau. Par le saisissement qu'elle
produit, l'eau froide arrête brusquement la transpiration,
donne lieu aux congestions gastrique, pulmonaire, céré-
brale ; en temps d'épidémie cholérique, elle prédispose au
choléra sec primitivement. L'eau tiède ou à la température ambiante, en relâchant considérablement les tissus,
les membranes, débilite, énerve énormément l'organisme
qu'elle fait tomber dans l'atonie : le choléra humide peut en
être le résultat. Un litre d'eau, animé de 15 ou 30 grammes
au plus d'eau-de-vie, doit suffire pour toute la journée, dans
l'intervalle des repas.

Comme moyen préventif du choléra-morbus, en temps
d'épidémie, avec une température élevée, les personnes
riches feront bien de remplacer l'eau ordinaire pour leurs
repas par les eaux naturelles de Vichy, de Spa, de Contrexe-

ville, etc., en général par les eaux non purgatives qui contiennent en dissolution quelques particules de fer.

15 ou 20 centigrammes de sulfate de fer par litre d'eau de fontaine suppléeront sans déficit, et surtout avec beaucoup d'économie, aux eaux dont il vient d'être question. A cette dose, le proto-sulfate de fer purifié (il ne doit être acheté que dans les pharmacies, celui du commerce contient du cuivre) est un bon *tonique* ou *stomachique*. Léger astringent, cette substance s'opposera à la séparation des deux principaux élémens du sang (albumine et fibrine, ou sérum et caillot.) Produire ou obtenir cet effet, n'est-ce pas empêcher le choléra de se développer. Quoique moins agréable à boire que les eaux naturelles ferrugineuses, acidules et gazeuses, cette eau ferrugineuse artificielle convient parfaitement à la circonstance. On en conseillera l'usage aux pauvres, aux ouvriers, aux moissonneurs ; car elle ne coûtera presque rien et elle leur sera très salutaire. Un litre par jour et plus. Mêlées au vin qu'elles troubleraient, ces eaux doivent être avalées immédiatement si l'on veut éviter cet inconvénient.

4ᵐᵉ Point. — Traitement.

L'opium convient parfaitement dans la cholérine ; uni à petite dose aux astringens tels que cachou, ratanhia, etc., il calme assurément l'érétysme nerveux des intestins ; il modère, il arrête les évacuations alvines qui menacent de devenir trop abondantes. — Deux pilules par jour, une le soir, une le matin ; — infusion de camomille sur chaque. Dans le courant de la journée : eau de riz, bouillon de veau et de carottes ; synapisme aux extrémités, s'il y a refroidissement et douleur dans les membres.

Dans le choléra confirmé, l'opium ou ses préparations offrent encore une précieuse ressource, si l'on sait en user prudemment. Le choléra est une espèce d'empoisonnement miasmatique. Or, ce miasme étant essentiellement anesthésique de sa nature, porte particulièrement son action sur les centres nerveux, tels que le cerveau, la moëlle épinière, le nerf trisplanchnique, qu'il surexcite vivement d'abord, qu'il engourdit, qu'il accable ensuite. Nous en avons la preuve par l'agitation, l'anxiété précordiale du cholérique, la douleur sourde et profonde qu'il accuse dans la partie postérieure du cou, le trouble fonctionnel des voies digestives, auxquels se joignent bientôt un air d'hébétude particulier, le froid glacial de tout son corps, l'imminence de l'asphyxie, l'abolition presque complète de la circulation, la suppression totale de la sécrétion urinaire, enfin les contractures nerveuses ou les crampes horribles des membres.

En faisant usage à dose trop élevée de la substance narcotique, à une cause déjà stupéfiante, on en joint une autre qui produit les mêmes effets. C'est peut-être à l'emploi immodéré et inconsidéré de l'opium qu'on est en droit d'attribuer la dégénérescence assez fréquente du choléra léger en fièvre typhoïde qui, sans être aussi cruelle, n'en fait pas moins courir un danger réel après quinze ou vingt jours de durée et quelquefois beaucoup plus.

Le choléra agit de deux manières : le plus souvent, il sévit avec force, après avoir occasionné des pertes muqueuses considérables ; dans ce cas, il jette le malade dans la plus extrême prostration.

Plus rarement, il vous saisit sans avoir provoqué autre chose que quelques envies de vomir, que quelques déjections alvines sans valeur. Si le froid glacial existe ainsi que la cyanose, l'asphyxie n'en est pas moins imminente et le péril moins grand.

Dans la première forme morbide, sans attendre l'arrivée du médecin que l'on a envoyé chercher, il faut envelopper le malade dans une couverture de laine neuve, autant que possible ; couvrir les extrémités de synapismes ; faire de douces frictions sur la région du cœur, de très rudes et prolongées tout le long de la moëlle épinière ;

Se garder, à mon avis, d'entourer le corps du malade de briques chaudes, en ce sens que ce moyen raréfie trop l'air du lit du malade et qu'il développe une odeur excessivement désagréable ; les bouffées d'air chaud et altéré qui arrivent au nez du cholérique doivent nécessairement lui être très contraires. Les bouteilles d'eau chaudes n'ont sur les briques chauffées que l'avantage de ne laisser échapper aucune émanation malsaine.

Dans une circonstance où la vie est sur le point de s'éteindre par la difficulté de respirer, il faut donner l'air le plus pur, le plus oxigèné, parce qu'il est le plus vital.

Si les synapismes de moutarde promenés sur tout le corps, les frictions irritantes, la couverture de laine, au besoin une potion cordiale et stimulante, l'air de l'appartement fréquemment renouvelé, n'amènent pas de réaction en détruisant l'engourdissement de l'innervation, il faut désespérer des jours du malade ; il périra dans la période algide, quelles que soient l'activité et la dose du médicament que l'on tentera d'administrer. Cependant, comme dans les cas qui nous paraissent le plus désespérés, certains individus ont en eux des ressources cachées qui à elles seules suffisent pour amener, non pas seulement la réaction, mais la guérison, il sera toujours prudent de ne jamais dépasser les doses thérapeutiques ordinaires, surtout quand on a à redouter les effets physiologiques de substances telles que la strychnine, la morphine, le chloroforme, les préparations mercurielles, arsenicales, etc.; car si, par exception, la vitalité organique venait à se réveiller, le patient, en sortant de sa torpeur, pourrait bien périr, non plus du choléra, mais parfaitement empoisonné.

Dans ce cas, quatre pilules par jour au moins, une toutes les quatre heures, jusqu'à cessation de tous symptômes graves; eau à la glace, eau de seltz prise en petite quantité, deux ou trois cuillérées à la fois, mais souvent. A l'égard des enfans, suivre une progression décroissante : la moitié, le quart, suivant l'âge.

Dans la seconde forme, qui est aussi celle appelée nerveuse ou choléra sec, se conduire d'abord comme dans la première; puis ne pas craindre autant les émissions sanguines, les éméto-cathartiques, suivant les indications tirées de l'âge, de la force, du tempérament du sujet et de l'intensité des symptômes qu'il présente. En effet, dans la première forme, il y a écart, exagération de la nature dans les efforts qu'elle fait pour débarrasser l'économie du principe toxique ou vénéneux, d'où les selles trop copieuses qu'il faut réprimer. Dans la seconde variété, le pneumo-gastrique reste sous l'étreinte du miasme hyposthénisant; son action est nulle ou presque nulle. De là la stase des fluides de toutes sortes dans les organes spongieux, tels que les poumons, le foie, la rate, etc.; enfin forte et profonde congestion. Il faut donc aller à son secours. Dans ce cas, le danger est aussi pressant, mais peut-être y a-t-il plus de chance de l'enrayer.

On comprendra facilement pourquoi l'opium et ses dérivés seront, dans cette circonstance, beaucoup plus nuisibles qu'utiles avant les évacuans, c'est-à-dire avant les applications de sangsues à l'anus ou à l'épigastre, les émétocathartiques ou purgatifs, les révulsifs (vésicatoires, synapismes) sur la peau, à la base de la poitrine, le long de l'épine dorsale. Aussitôt l'enraiement des principaux symptômes par ces moyens énergiques : *quatre pilules dans la journée; boissons délayantes ou légèrement aromatiques, si elles sont supportées; dans le cas contraire, eau à la glace, eau de seltz; usage de camomille pendant la convalescence.*

Je me résume : La cholérine n'exige que des moyens sim-

ples et doux. Convenablement traitée , elle guérit toujours.
Les grands moyens, les remèdes spéciaux, les modificateurs
de l'économie , les excitans diffusibles, opiacés , alcoolisés ,
trop popularisés à mon avis , seront presque exclusivement
réservés pour le choléra confirmé , la période cyano-algide.
Dans celle de réaction , il faudra être moins prodigue de ces
derniers. Les tempérans me semblent plus profitables.

Je préfère les sangsues à la saignée : 1° parce que celle-
ci n'est pas toujours praticable à cause de l'état de coagula-
tion du sang ; 2° parce que , le serait-elle , la saignée tend à
déprimer trop vite les forces déjà fort compromises ; 3° parce
que , les sangsues, par leurs piqures multipliées, raniment
la sensibilité ; par la succion , par la déplétion lente qu'elles
opèrent, elles aident au rétablissement de la circulation ca-
pillaire.

5ᵉ Point.

**Pourquoi je conseille, dans le traitement du Choléra asiatique,
l'usage de mes pilules anti-nerveuses.**

Antidote pour ainsi dire du miasme paludéen ou plutôt
agent précieux pour la cure des fièvres intermittentes de
l'Europe, pourquoi ces pilules ne seraient-elles pas avanta-
geuses dans le traitement du fléau asiatique qui après tout,
lui aussi, n'est qu'une émanation marématique, puisque
comme chacun le sait il a pris naissance au milieu des vas-
tes solitudes marécageuses du grand fleuve indien.

Si leur nature n'est pas identique, il y a certainement au
fond de chacune d'elles le même type de physionomie prove-
nant de même source, quoique ces deux principes morbifiques donnent lieu à deux maladies qui n'affectent en appa-
rence ni la même marche, ni la même durée et ne présentent
pas des effets analogues à l'autopsie.

Plus subtil, plus captieux, épidémique, cosmopolite,
moins étudié, moins connu parce qu'il est exotique et nou-
veau parmi nous, le choléra est très meurtrier.

Plus bénigne, plus franche, indigène, sédentaire, endé-
mique dans certaines localités, ayant trouvé son spécifique,
la fièvre intermittente ne fait de nos jours que de rares victimes.

La même incertitude, la même ignorance, planent sur leur
cause première, leur essence. C'est une effluve, une *aura*,
quelque chose de peu matériel, qui n'a point de nom , qui
n'est pas susceptible d'être analysé. Serait-ce de l'oxigène ,

du carbone, de l'azote, de l'hydrogène altérés? cette altéra-
tion, n'est peut-être pas autre chose qu'une combinaison
binaire, ternaire, quaternaire des quatre principes immé-
diats, laquelle combinaison se formerait avec plus ou moins
de rapidité, sous l'influence de l'électricité et du magné-
tisme, ensemble ou séparément, pour constituer ce que
j'appelle le *miasme*.

Quant à sa composition intime, le miasme doit varier à
l'infini, puisque ses combinaisons basées sur les proportions
que chacun des quatre agens primitifs peut prendre l'un
par rapport à l'autre n'ont pas de bornes. De là les effets si
variés que le miasme exerce sur les corps organisés.

Serait-ce des animalcules, des champignons microsco-
piques dont les larves ou œufs, les germes ou sporules ré-
pandus par milliards, dans l'atmosphère, dans tout ce qui
nous entoure, éclosent, meurent et se reproduisent avec
la plus grande facilité? Physiciens, chimistes, à l'œuvre.
Toutes les suppositions sont possibles, mais la vérité où
est-elle? Nous respirons le mythe, nous l'absorbons, nous
en éprouvons les terribles atteintes, voilà la vérité.

La différence de latitude constitue la différence de cette
essence. Chez l'un elle est le produit de la fermentation tro-
picale, chez l'autre, celui de la fermentation tempérée.

Le miasme asiatique passe brusquement sur l'organisme
et le tue ; l'autre, celui de nos contrées s'y arrête longtemps
et le mine sourdement.

Le premier est l'acide prussique pur, anhydre ; le second
est l'acide prussique médicinal, de Magendie.

Dans le choléra, le second, le troisième accès ne se décè-
lent guère, ordinairement ; la peau reste glacée, batracienne,
la langue grise, visqueuse, le pouls insensible, parce que
les forces étant épuisées dès le premier, la vie s'éteint sans
que la réaction qui constitue véritablement la fièvre puisse
s'établir. Si les accès se montrent, les stades confondus
passent inaperçus, l'affection dégénère en espèce de fièvre
typhoïde après s'être modifiée sous l'empire de divers traite-
ments perturbateurs employés, assez mal compris.

D'autres fois l'élimination a été si grande, si profonde, si
générale dès le début, que l'élément morbide, toxique qui
pourrait donner lieu au phénomène de la périodicité a com-
plétement disparu, et cette élimination s'est arrêtée tellement
à point que nos organes se trouvent n'en avoir éprouvé
qu'une secousse formidable mais salutaire et qu'il ne reste
plus qu'à relever, soutenir doucement le dynamisme affai-
bli de la vie. A ce propos, en août 1833, à Niort, j'ai

vu un homme d'une soixantaine d'années, gros, vigou-
reux, qui pris du choléra au milieu de la nuit fut réduit
à l'état de marasme presque instantanément ; il rendit plus
de trente litres de liquides par les vomissemens et les
selles surtout, dans l'espace de moins de deux heures ; il
présentait tous les caractères les plus graves : teinte cya-
nique de la peau ridée et sans aucune contractilité, yeux
caves, soif inextinguible, abdomen extrêmement doulou-
reux, pouls insensible, acrynie, crampes atroces aux mol-
lets qui étaient comme retournés ; l'intelligence cependant
était restée presque intacte, ainsi que la voix. La diarrhée
s'arrêta d'elle-même brusquement ; vingt-cinq sangsues à
l'épigastre, synapismes aux pieds et aux poignets, eau à la
glace firent promptement justice des vomissement qui per-
sistaient. Cinq jours après il était complètement guéri. Cet
homme vit encore, il a 83 ans.

Les symptômes sont à peu près les mêmes à part l'intensité qui révèle un trouble plus profond des centres nerveux
dans la maladie indienne, à part encore les symptômes qui
résultent des déperditions rapides et ruineuses de l'économie : peau amincie, sans élasticité, pouls éteint, aphonie,
intelligence obscurcie, suppression des urines. Les autres
phénomènes : froid glacial, tremblement, soif ardente, vomissemens porracés ou blancs, peau violacée, anxiété générale, douleur dans les membres, existent dans la fièvre intermittente, mais ils sont moins prononcés, moins persistans.

L'un revêt presque toujours la forme aiguë, l'autre presque toujours la forme chronique. La fièvre intermittente pernicieuse fait exception à la règle ; pouvant sévir sur un grand
nombre d'individus à la fois, elle agit sur l'organisme à l'é-
gal du choléra sec ou nerveux. Insidieuse comme lui, elle
serait aussi redoutable si elle n'avait le sulfate de quinine
pour remède souverain.

Aussi les désordres anatomo-pathologiques ne se ressem-
blent pas : peau parcheminée, légères altérations des folli-
cules de *Brunner*, des plaques de *Peyer*, injection peu mar-
quée de la muqueuse gastro-intestinale çà et là ecchymosée
(effet cadavérique), trace fugitive de psorentérie, sang pois-
seux, en raisiné depuis les vaisseaux capillaires jusqu'au
cœur, rien d'anormal aux centres nerveux, foyer du mal, etc.;
voilà le cachet du choléra. Congestions organiques, épan-
chemens séreux dans les cavités splanchniques, dégénéres-
cences profondes viscérales, gonflement adèmateux des membres, etc.; voilà l'attribut, le produit de la fièvre intermittente.

Ainsi, à mon avis, le choléra indien est une fièvre pernicieuse par infection miasmatique, d'origine paludéenne à
accès mal déterminés.

Ainsi les pilules anti-nerveuses selon ma formule réunis-
sent de bonnes conditions pour lutter avec énergie, même
avec succès, contre le fléau qui nous revient dans ce moment.

SÉDATIF EXTRÊMEMENT PUISSANT; ce médicament ramène,
maintient l'équilibre rompu entre l'appareil cérébro-spinal
et le système nerveux du grand sympathique gravement
ébranlés : il les rend moins impressionnables, moins susceptibles de céder à l'action délétère du principe destructeur.

TONIQUE, ASTRINGENT; il soutient les forces digestives,
s'oppose au relâchement de la muqueuse gastro-intestinale,
au gonflement des cryptes mucipares, large voie ouverte à
l'écoulement phlegmorrhagique, à la décomposition du sang,
aux troubles fonctionnels qui en sont la conséquence.

ANTI-SEPTIQUE ; il peut tenir en échec la cause morbifique
en annihilant les effets putrides, actifs, permanens de ce
génie malfaisant qu'on appelle épidémique.

Là vont bientôt s'arrêter mes réflexions. On remarquera
sans doute que je n'ai fait qu'énoncer, qu'ébaucher des pro-
positions qui comportent beaucoup plus de développement ;
c'est que je n'ai jamais eu l'intention de faire de cet opuscule
un traité d'hygiène publique, de me substituer au rôle du
médecin auprès des malades.

Appeler l'attention des hommes compétens sur les causes
pathogénésiques, divulguer quelques moyens curatifs et pro-
phylactiques que je crois bons parce qu'ils me semblent ra-
tionnels et qu'ils m'ont mieux réussi que beaucoup d'autres,
signaler certain mode de traitement que je trouve défectueux,
enfin être utile en quelque chose à mes semblables, voilà le
but réel de mes faibles efforts.

En province, dans les contrées où le choléra ne s'est pas
montré sur une vaste échelle, on peut bien avoir des idées
théoriques, justes ; mais comme elles ne reposent que sur des
observations en nombre trop restreint pour être concluantes,
l'avenir est appelé à les juger en leur accordant l'impor-
tance, la valeur que le présent est en droit de leur refuser.
Comment donc osé-je préconiser une préparation pharmaceu-
tique dont l'efficacité ne se recommande que par quelques
cas de guérison. J'ai vu, j'ai soigné beaucoup de cholériques
à Paris, en Champagne en 1832 ; j'en ai vu d'autres depuis

en 1849. En tenant compte des phénomènes saillans fournis par cette affreuse maladie ; je me suis attaché à saisir ceux qui sont plus ou moins obscurs, plus ou moins cachés ; j'ai voulu les comparer et je suis arrivé à cette conviction : le choléra-morbus est une fièvre essentielle, complexe, une maladie des centres nerveux, qui a une grande analogie avec la fièvre intermittente pernicieuse des marais. Or, un remède, emménagogue puissant, stimulant et sédatif *(il n'y a guère de sédatifs qui ne soient stimulans)*, sudorifique, capable d'enrayer rapidement ces dernières affections, ou de guérir toujours et quelquefois comme par enchantement le mal de dents le plus violent, la douleur névralgique continue ou périodique la plus aigue, la plus enracinée ; ce remède, dis-je, ne serait pas à dédaigner et mériterait certainement une toute petite place au milieu des *arcanes* que la publicité a dévoilés au sujet du fléau qui nous désole et nous tue. Ici les faits ne me font pas défaut. Quatre ou cinq cents parfaitement avérés, consignés depuis une dixaine d'années, justifient la confiance qu'il m'inspire.

Mais, m'objectera-t-on, ces substances dont vous nous parlez nous sont familières ; on les emploie journellement dans les circonstances que vous signalez, avec succès variés. séparément ou deux à deux ; je le sais. Mais associées comme je les donne, en même nombre et avec les mêmes proportions cela n'est pas possible.

Il est tout aussi difficile de formuler comme je l'ai fait que d'écrire une page sur le même sujet, avec les mêmes idées, les mêmes expressions.

Quelle ressemblance peut-il y avoir entre l'action d'une substance prise isolément et l'action de cette même substance mêlée intimement avec trois ou quatre autres qui ont chacune la leur. De la réunion de ces diverses actions spéciales il doit nécessairement résulter des effets thérapeutiques différens. Sont-ils plus prononcés, plus prompts, plus durables? le doute n'existe plus pour moi : les faits ont parlé.

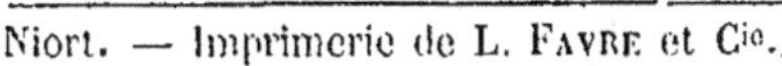

Niort. — Imprimerie de L. Favre et Cie.